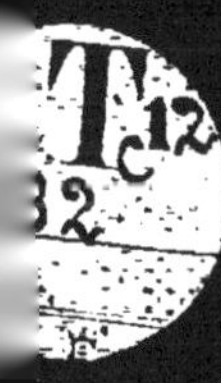

AF468922

QUELQUES MOTS

SUR

L'HYGIÈNE ET LA MÉDECINE POPULAIRE

DÉPOT LÉGAL
34
68
12
32

QUELQUES MOTS

SUR

L'HYGIÈNE

ET LA

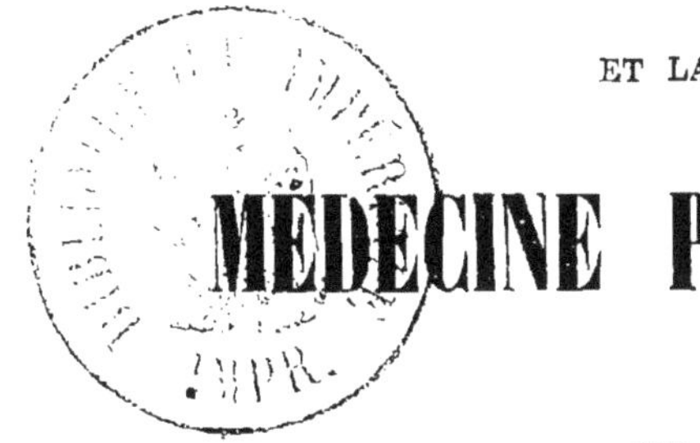

MÉDECINE POPULAIRE

PAR

CAMILLE OLLIVE

Docteur en Médecine

Membre de la Société Impériale de Médecine de Marseille

Membre correspondant de l'Académie Royale de médecine de Lisbonne, etc.

MARSEILLE

IMPRIMERIE ET LITHOGRAPHIE ARNAUD, CAYER ET Cie

Rue Saint-Ferréol, 57.

1868

AVANT-PROPOS.

M'étant, depuis quelques années, presque exclusivement occupé de physiologie, dans les quelques conférences que j'ai faites, je crois utile d'indiquer aujourd'hui les avantages que l'on peut retirer de l'étude de cette science. Lorsqu'un mathématicien a étudié un théorème ou est parvenu à établir une formule, il ne ressent plus de difficultés, grâce à ce théorème, grâce à cette formule, à résoudre un problème qui, auparavant, lui paraissait insoluble. Ainsi procéderai-je. Je n'ai fait, jusqu'à présent, que poser des règles générales, qu'étudier la nature prise sur le fait, et maintenant, m'appuyant sur des données certaines, je puis établir sûrement les problèmes relatifs à l'existence,

J'intitulerai cette étude : *Quelques mots sur l'Hygiène et la Médecine populaire.* Que ce titre ne fasse pas présumer qu'au moyen de l'ouvrage que je présente, il soit possible à tout le monde de soigner des maladies ou de contrôler les actes d'un médecin; je veux simplement apprendre à tous la conduite à tenir pour conserver la santé; je veux signaler les dangers que peut présenter la manière de vivre, la profession, l'intempérance; je veux que l'homme du monde ou l'ouvrier ne puisse pas s'accuser d'avoir contracté par sa faute une maladie dont il ne peut mesurer les conséquences; et lorsqu'une de ces affections accidentelles, qui sont malheureusement inhérentes à notre organisation, sera venue s'abattre sur l'un de nous, loin de juger la conduite du médecin, il se servira au contraire des notions et de l'instruction reçues pour reconnaître et apprécier, à leur juste valeur, les soins de celui en qui, avec confiance, il abandonne le soin de sa santé.

Un ouvrage sur l'hygiène, tel que je le présente aujourd'hui, ne peut être que le résultat de recherches sérieuses chez de nombreux auteurs. Il faudrait une longue pratique et une longue observation pour espérer pouvoir livrer quelques aperçus nouveaux; cependant, j'ai pu suivre une classification particulière et raisonnée. La partie de mon cours, qui traite soit des aliments, soit des boissons, soit des falsifications des substances, soit des intoxications professionnelles, a été pour moi l'objet d'une constante sollicitude. J'ai essayé de mettre à la portée de chacun les manières de reconnaître si ce qu'il mange, ce qu'il boit est de bonne qualité; j'ai voulu simplifier les analyses et rendre les procédés chimiques faciles pour tout le monde. Dans cette tâche, j'ai été puissamment aidé par M. A. Rocoffort, à qui je dois offrir ici tous mes remercîments. Profitant des heures que les affaires lui permettent de consacrer au repos et au loisir, il veut bien nous apporter le contingent de son adresse dans les manipulations, et de sa science en chimie.

Si, en lisant ces quelques lignes, on peut s'attribuer un bon conseil, recevoir un bon avis pour sa famille ; si, par les notions que je vais donner, on peut éviter ou conjurer une maladie, mon but sera atteint, et je remercierai doublement les personnes qui, par leur bienveillante attention, m'ont encouragé à mener à bonne fin une étude que nous avons commencée ensemble il y a trois ans.

HYGIÈNE

ET

MÉDECINE POPULAIRE

PREMIÈRE LEÇON

I

Hygiène. — But. — Classification.

Nous ne nous sommes occupés jusqu'à présent que des fonctions qui se passent chez l'homme à l'état sain ; nous avons vu comment l'homme respire, comment son sang circule, comment les aliments sont pris, sont digérés et aident à l'accroissement de notre corps et à la nutrition de tous nos organes. Lorsque toutes ces fonctions se passent normalement, lorsque le sang, enrichi de nouveaux matériaux par la digestion, régénéré par la respiration, circule librement en apportant à chaque tissu les éléments qui lui conviennent, on peut dire que l'homme est à l'état de santé.

Conserver cet état, c'est appliquer les lois d'une branche particulière des sciences médicales que l'on appelle l'hygiène. J'essaye cette année de vulgariser et de rendre accessibles à tous les règles de cette science. En intitulant mes leçons : *Hygiène et médecine populaire*, je n'ai pas voulu dire par là que je ferais un cours applicable seulement à une certaine classe de la société, dont les membres, au moyen des renseignements que je leur donnerais, pourraient se traiter eux-mêmes et chercher à côté du nom de la maladie le remède qu'il faudrait appliquer ; je veux, au contraire, indiquer à l'homme, en général, ce qu'il doit faire pour conserver la santé qu'il a, et quels sont les premiers secours qu'il doit administrer à un malade en attendant l'arrivée de celui qui a étudié l'art de guérir, de celui seul qui peut ordonner des remèdes, je veux parler du médecin. Plus vous comprendrez l'importance de l'étude que nous faisons cette année ensemble, plus vous comprendrez aussi les difficultés nombreuses que comporte la science des maladies, et plus vous reconnaîtrez la nécessité des soins de ceux qui sont appelés à soulager et à guérir les affections dont nous pouvons tous être atteints.

HYGIÈNE. — SON BUT.

L'hygiène, ai-je dit, est la science qui a pour but de nous conserver à l'état de santé. Je dois tout d'abord vous faire connaître l'ordre que je suivrai dans l'étude de cette science.

L'homme depuis sa naissance jusqu'à sa mort, parcourt différentes périodes que l'on appelle des âges. J'ai divisé l'existence humaine en six âges.

CLASSIFICATION.

Première enfance. — De 1 à 7 ans. — Croissance physique ; dentition ; sensations peu vives.

Deuxième enfance. — De 7 à 15. — Sensations ; intelligence.

Adolescence. — De 15 à 25. — Croissance physique et intellectuelle ; passions.

Virilité. — De 25 à 45. — Force physique et intellectuelle.

Age de retour. — De 45 à 60. — Décroissance lente.

Vieillesse. — De 60. — Décroissance physique et intellectuelle ; pas de passions.

Dans chacun de ces âges nous devons considérer :

1° L'homme en lui-même, c'est-à-dire qu'il nous faut rechercher son tempérament, sa constitution, quelle est l'influence que la profession qu'il exerce peut avoir sur sa santé.

2° L'homme dans ses rapports avec ce qui l'environne, c'est-à-dire l'air, la chaleur, la lumière, l'habitation.

3° Les aliments, les boissons.

4° L'influence que le moral peut avoir sur la santé. Veilles, sommeil, sympathie, intelligence.

Nous allons donc prendre l'enfant à sa naissance ; nous suivrons ensemble tout son développement ; nous le verrons homme, vieillard ; et après l'avoir considéré chaque jour dans ses rapports avec toutes les influences dont je viens de faire le tableau, nous ne le quitterons qu'au terme fatalement marqué à toute existence. Il nous fournira plusieurs questions d'un grand intérêt. Nous choisirons la meilleure nourriture qui convient à son premier âge, puis, lorsque, grandissant, ses forces se seront accrues, nous examinerons le choix d'une profession, en passant en revue les dangers ou les avantages qui peuvent résulter des états manuels. Nous verrons les soins dont il faudra l'entourer pour que son habitation, l'air qu'il respire, ne soient pas une cause de maladie. Nous chercherons quelle est la nourriture, quelles sont les boissons qui lui seront le plus favorables ; enfin, nous cultiverons son intelligence, nous lui donnerons une instruction en rapport avec les besoins de sa position. Cet enfant devient dès aujourd'hui notre pupille, et nous nous intéresserons d'autant plus à lui, que, le voyant à travers les traits de nos enfants, nous pourrons le considérer comme faisant partie de notre famille.

II

Premier âge. — Enfant de naissance. — Soins à donner à l'enfant. — Habitation. — Vêtements. — Nourriture. — Choix d'une nourrice. — Allaitement artificiel. — Lait. — Vaccination. — Crêches.

HABITATION.

Un enfant vient de naître. Aussitôt qu'il apparaît, il est soumis à toutes les influences des milieux qui nous environnent. Notre premier soin doit être de le protéger, afin que peu à peu son corps s'habitue à tous les agents extérieurs qui l'influenceront pendant toute la durée de sa vie. Il faut que, dès l'instant de la naissance, l'air qui l'entoure ne lui fasse subir aucune sensation de froid ou de chaud. La chambre dans laquelle on le reçoit, doit être maintenue à une température modérée, sinon la peau de l'enfant deviendrait enflée, dure, surtout aux paupières, ce qui est habituellement le symptôme d'une maladie très grave. Je ne saurais trop insister sur l'absolue nécessité de donner dès les premiers moments un bain tiède à l'enfant. Outre l'avantage que cette manière d'agir présente au point de vue de la propreté, elle réveille et stimule les tissus, les maintient à une certaine température, parce que, immédiatement après ce bain, qui doit être de courte durée (2 à 3 minutes environ), on enveloppe l'enfant dans des langes que l'on doit échauffer avant de s'en servir. Je ne parle pas ici de toutes les difficultés que peut présenter la naissance, parce que le médecin qui préside toujours à ce premier acte de l'existence de l'homme est là pour remédier à tous les accidents. Je suppose tout d'abord que l'enfant a poussé son premier vagissement, que sa poitrine s'est soulevée et abaissée alternativement, ce qui indique qu'il respire, en un mot qu'il a fait son entrée dans la vie matérielle et que le médecin l'a livré aux soins de sa famille. C'est alors qu'il faut apporter une grande attention à l'air que nous ferons respirer à notre petit être. Les poumons, les canaux qui conduisent l'air de l'extérieur à l'intérieur n'étant pas encore habitués à cette fonction, il faut que les organes ne soient pas trop impressionnés par la présence de cet agent nouveau; mais il faut cependant que l'air possède toutes les qualités nécessaires pour que l'acte de la respiration se fasse aussi bien que possible. Je vous ai dit que la température de la chambre doit être tiède, j'ajouterai maintenant qu'il est indispensable de renouveler souvent l'air, de ne pas laisser trop de personnes autour du berceau, ni même dans la chambre, afin que l'oxygène soit toujours en proportions notables.

Je vous ai parlé, il y a un moment, de la nécessité de donner un bain à l'enfant dès l'instant de sa naissance, je dois ajouter qu'il faut que ce bain soit continué tous les jours. A mon avis, il est plus facile de donner à un enfant tous les soins de propreté qu'il exige en le mettant chaque matin pendant 5 minutes dans de l'eau tiède que de le laver après l'avoir préalablement déshabillé. En outre, le bain a l'avantage de maintenir la température du corps pendant tout le temps qu'exige la première toilette, il favorise les fonctions de la peau, fonctions très-importantes à mon point de vue, et sur lesquelles j'aurai occasion de revenir.

Il faut bien se garder d'exposer l'enfant à une clarté trop vive. Permettez-moi de faire à ce sujet une comparaison qui fera comprendre toute ma pénsée. Lorsque les petits des animaux viennent au monde, ils gardent pendant plusieurs jours, une semaine environ, les paupières closes afin d'éviter le contact de la lumière sur les yeux. Ce que l'instinct fait faire à l'animal nous devons essayer de l'imiter pour nous-mêmes. Evidemment les fonctions des organes des sens ne se font pas encore chez l'enfant ; pourquoi alors lui faire supporter trop directement un agent qui éveillerait le sens de la vue, par exemple, lorsqu'au contraire il est de bonne règle d'habituer peu à peu l'œil à la lumière extérieure. Vous pouvez, du reste, vous convaincre de ce que j'avance par une observation de tous les jours. Si vous exposez un nouveau-né à une clarté trop vive, les paupières, à la place de s'abaisser pour préserver l'œil de la lumière, s'ouvriront au contraire toutes grandes, parce que l'enfant ne sait pas encore se servir de ses organes ; de plus, les yeux ne suivront pas tous les deux un mouvement symétrique, l'un regardera en dedans tandis que l'autre regardera en dehors, autrement dit, l'enfant louchera.

Ce fait que nous pouvons constater pour les yeux, il m'est permis, par analogie, de l'étendre à tous les autres sens. Je recommanderai donc peu de bruit dans l'appartement, pas d'odeurs fortes, et, malgré un exemple illustre, je ne suis pas d'avis de donner au nouveau-né ni du vin ni de l'ail.

Je passe maintenant sous silence la question du tempérament et de la constitution de l'enfant; cette étude, que nous reprendrons un peu plus tard, ne doit pas nous préoccuper aujourd'hui, car chez le nouveau-né le régime et les règles hygiéniques sont toujours les mêmes, et s'il faut apporter une modification profonde dans son organisme, c'est au médecin à s'en occuper.

VÊTEMENTS.

Lorsque l'enfant vient de prendre son premier bain, on doit le couvrir de ses premiers vêtements. Nous sommes ici dans une période pendant laquelle ce qu'il faut favoriser le plus est la croissance de l'enfant. Les membres doivent être libres afin de se renforcer par les mouvements; les étoffes qui composent les vêtements doivent être légères, chaudes et cependant l'air doit y circuler assez facilement. La flanelle, les étoffes minces de laine sont, à mon avis, ce que l'on doit employer. Il faut bien faire attention de ne jamais laisser les vêtements salis en contact avec la peau, car elle s'irriterait bien vite et certaines parties du corps seraient couvertes de plaques très-douloureuses d'un rouge vif. Pour éviter l'humidité, toujours pernicieuse aux tissus externes, je vous conseille vivement l'emploi de la poudre de lycopode, qu'on laisse tomber en petite quantité sur les endroits du corps qui viennent d'être lavés ou qui sont exposés à être mouillés.

Je ne veux pas décrire ici l'habillement complet de l'enfant ; je pense qu'il est aussi favorable de le mailloter que de le couvrir d'une robe ; cependant il faut bien faire attention de ne jamais trop serrer les vêtements et surtout la sangle dont on fait assez fréquemment usage.

Dans les premiers jours de son existence, après avoir pris la nourriture qui lui convient, l'enfant s'endort et reste presque toujours couché. Je condamne dès à présent et d'une manière absolue l'usage des berceaux mobiles dont on se sert trop souvent pour endormir les nouveau-nés en les faisant basculer latéralement. Je crois que le sommeil ainsi procuré est, pour ainsi dire, un sommeil mal acquis ; de même qu'une personne adulte éprouve des vertiges, des nausées lorsqu'elle est exposée à un mouvement de va et vient, comme dans la balançoire, dans la bascule, de même au moyen du berceau on alourdit un enfant, on lui donne des vertiges, et je suis persuadé que certaines affections cérébrales de la première enfance viennent du vice que je condamne aujourd'hui.

Le berceau fixe ou petit lit doit être garni d'une paillasse formée de feuilles tendres de maïs, que l'on peut souvent renouveler. L'enfant, couché alternativement du côté droit et du côté gauche, mais jamais sur le dos, doit être couvert assez pour maintenir la chaleur normale, mais de façon cependant à permettre à l'air d'arriver jusqu'à lui. J'aime mieux, dans le cas où l'on pourrait craindre un refroidissement, placer de chaque côté du berceau une ou deux bouteilles d'eau chaude qui présentent l'avantage de maintenir la température, de procurer à la peau une certaine moiteur et de favoriser le courant d'air.

On comprend sans peine que la mère ou la nourrice ne doive, dans aucun cas, coucher l'enfant avec elle. La respiration n'est plus saine, la chaleur est très variable, et, de plus, il y a eu des exemples de mères laissant tomber leurs enfants du lit ou les étouffant dans les mouvements désordonnés du sommeil.

NOURRITURE.

J'arrive maintenant à une des questions les plus importantes pour le nouveau-né : c'est l'étude de sa nourriture. Le plus habituellement, la mère réclame avec instance un droit qui lui appartient ; elle est jalouse de nourrir elle-même son enfant, et ce sentiment si naturel ne doit être contrarié que dans certains cas. Je crois même que l'allaitement de l'enfant par la mère est une chose si naturelle, a été si bien prévu et arrangé, que, s'il était possible, je poserais, en thèse absolue, qu'il faut toujuurs avoir recours à l'allaitement maternel. Là se trouve le lait approprié à l'enfant; il est né, pour ainsi dire, avec lui. Dès les premiers jours, il est léger, rafraîchissant, légèrement purgatif, mais lorsque les forces du petit être se développent, lorsque son estomac peut supporter une nourriture plus substantielle, et lorsque sa croissance l'exige, les qualités du lait maternel s'accroissent aussi; il devient de plus en plus épais, nourrissant et fortifiant. Considéré simplement à ce point de vue physique, l'allaitement maternel me paraît être déjà le seul possible; mais, lorsqu'on interroge la mère elle-même, on voit vite combien le sentiment de la maternité est développé chez elle, et avec quelle passion elle nourrit ses enfants avec une partie d'elle-même.

Cependant, il est des cas où l'on ne doit pas permettre l'allaitement par la mère, soit parce que des maladies s'y opposent, soit parce qu'il faut se rendre à certaines considérations sociales ou de position. On a alors le choix entre deux moyens : ou de livrer l'enfant à une nourrice, ou de l'allaiter artificiellement. Entre ces deux moyens, je n'hésite pas un moment à préférer le premier. Cependant, je dois dire que, dans certains pays, presque tous les enfants sont nourris au biberon, et que la mortalité n'y est cependant pas plus forte. Je peux citer, par exemple, l'île Bourbon. Quelle que soit toutefois la nourriture que l'on veuille donner à l'enfant, il faut être bien fixé dès la naissance, car il est à remarquer que le changement est toujours assez pernicieux.

CHOIX D'UNE NOURRICE.

Le choix d'une nourrice est une chose trop importante pour que je n'en dise pas quelques mots. En règle générale, il faut choisir une femme dont le lait soit à peu près du même âge que l'enfant; il faut aussi qu'elle soit jeune, de bonne constitution, ayant toutes les apparences d'une parfaite santé. Ses vêtements et sa personne doivent être propres; on doit s'enquérir aussi si ses parents n'ont pas eu de maladie qui puisse se transmettre par hérédité. Si nous confions notre enfant à une femme qui n'habite pas chez nous, il faut que sa demeure présente toutes les qualités salubres possibles; sa chambre doit être aérée, propre, pas humide. Il faut que nous lui persuadions de ne pas laver le sol le matin, et, enfin, nous la surprendrons par de nombreuses visites, pour nous assurer que toutes les conditions que nous demandons sont parfaitement observées. Du reste, avant d'arrêter définitivement notre choix sur une nourrice, nous consulterons un médecin, qui jugera de la qualité du lait, qui verra si sa quantité est suffisante, et si la santé, l'âge, la constitution de celle qui doit allaiter l'enfant, remplissent toutes les conditions désirables. Je dirai même qu'il est nécessaire de juger de la moralité de la nourrice. Il faut qu'elle soit susceptible d'attachement, qu'elle porte de l'intérêt à son nourrisson, qu'elle l'aime, qu'en un mot elle soit pour lui une seconde mère.

Il est très important de surveiller la nourriture de la femme qui allaite un enfant; il faut que les aliments soient de bonne nature, de digestion facile, et qu'ils réparent les forces qu'elle perdrait facilement, puisqu'elle est obligée de suffire aux besoins de deux êtres. Lorsque je parlerai de l'alimentation des adultes, je dirai ce que j'entends par ces mots : une nourriture bonne; mais, pour faire comprendre dès aujourd'hui combien le point que je signale est important, je dirai que le lait de la nourrice qui s'alimente d'une manière insuffisante, contient beaucoup plus d'eau, moins de beurre, et que, par conséquent, l'enfant doit souffrir. Il faut qu'elle évite aussi toutes les émotions fortes, rapides, capables de supprimer totalement le lait ou d'en altérer la nature.

ALLAITEMENT ARTIFICIEL.

Ainsi que je vous l'ai fait entrevoir plus haut, on peut aussi avoir recours à l'allaitement artificiel. Je veux parler soit de l'allaitement au moyen d'une chèvre, soit du biberon. Si on se sert d'une chèvre, il faut surveiller soigneusement sa nourriture, de façon à rendre son lait un peu plus clair que ce qu'il est normalement. Il faut de plus que l'âge de son lait soit proportionnellement le même que celui de l'enfant. Mais je dois m'occuper surtout de l'allaitement au biberon. Cette manière de nourrir les enfants tend à prendre une certaine faveur à notre époque. Lorsque le nourrisson y est soumis dès sa naissance, il s'y habitue parfaitement et on peut le mener à bien jusqu'à l'époque du sevrage. Dans l'île Bourbon, par exemple, que j'ai citée plus haut, on se sert habituellement d'un mélange de lait et de décoction de houblon, mélange que l'on rend peu à peu plus fortifiant en l'additionnant de fécules. On doit choisir comme biberon un instrument qui oblige à faire certains efforts de succion, car il faut imiter de tous points ce que la nature nous apprend. L'enfant doit aspirer le lait; les efforts qu'il fait ainsi pour prendre sa nourriture fortifient les muscles de sa poitrine et sont pour l'organe de la respiration ce que les mouvements libres sont pour les membres. Il est nécessaire aussi de faire tiédir l'extrémité du biberon, afin que le nouveau-né ne soit pas rebuté par une impression désagréable de froid. Toutefois, dans les premiers jours après la naissance, il est utile de laisser tomber du lait sur les lèvres de l'enfant, afin qu'il apprenne à reconnaître et à goûter l'aliment qui lui est destiné.

Puisque la nourriture dont nous nous occupons ici est exclusivement le lait, je crois nécessaire de dire en quelques mots quelle est la nature de ce liquide, faire connaître les différentes fraudes dont il est susceptible et la manière de les reconnaître.

LAIT. — FRAUDES. — MANIÈRE DE LES RECONNAITRE.

Lorsque je vous ai parlé de la digestion, je vous ai dit que l'aliment le plus complet était l'aliment azoté. Or, dans le lait nous allons trouver la nourriture qui doit satisfaire le plus aux exigences de l'enfant. Il contient, en effet, de l'eau, des substances azotées, du sucre, du beurre, une matière jaune qui sert à la coloration des tissus, des sels calcaires qui servent à la formation des os; enfin, une petite quantité de fer et de soufre, matières destinées à enrichir le sang. On peut dire, d'après cet aperçu, que toute la série d'aliments que l'homme prendra plus tard est représentée amplement par le verre de lait qu'il boit dans son enfance.

Il est assez difficile de se procurer, dans les grandes villes surtout, du lait qui n'ait pas été plus ou moins travaillé; cependant, je dois ajouter qu'on a supposé beaucoup de fraudes qui, en réalité, n'existent pas. Ce que l'on fait le plus exclusivement, c'est d'ajouter de l'eau, c'est d'enlever le beurre et de remplacer cette substance grasse et nourrissante par une farine particulière, de l'amidon ou de l'eau de son. Je vais vous montrer combien il est facile de surprendre la fraude, car les quelques expériences que je vais faire, vous pouvez les répéter chacun chez vous, et vous rendre compte ainsi vous-mêmes de la plus ou moins bonne qualité de l'aliment que vous donnez à votre enfant.

Nous devons d'abord chercher si le lait est de bonne qualité, c'est-à-dire s'il n'est pas fourni par un animal malade, ou s'il n'est pas façonné de toutes pièces par des substances étrangères, telles que de la colle de poisson. Il n'y a qu'à faire bouillir le liquide; s'il ne se tourne pas sous l'influence de la chaleur, s'il ne se forme pas en grumeaux, s'il ne change pas de coloration, c'est que le lait provient d'un animal sain, c'est qu'il n'est pas fabriqué. A ce sujet, je recommanderai, en passant, de ne jamais faire prendre du lait que n'ait pas été préalablement bouilli.

Il s'agit alors de reconnaître si le lait contient bien la quantité normale de crême et de beurre, car il arrive assez fréquemment qu'on lui enlève la crême qui vient surnager et que, par exemple, pour deux litres de liquide on ne donne qu'un litre de véritable lait. Pour me rendre compte de cette fraude, je me sers d'un tube quelconque en verre, sur la paroi duquel j'ai collé préalablement une petite bande de papier, divisée exactement en cent parties. Le 0 de ces divisions est placé à la partie inférieure du tube, le 100 près de l'orifice supérieur. Je verse le lait dans ce vase et je le laisse reposer pendant à peu près vingt-quatre heures. Au bout de ce temps, il s'est formé à la partie supérieure une couche plus ou moins épaisse que l'on distingue parfaitement, qui tranche sur le liquide inférieur et qui n'est autre chose que la crême ou partie grasse du lait. Lorsqu'au moyen de cet appareil, bien imparfait sans doute, mais qui cependant peut donner des indications suffisantes, on veut reconnaître si le lait est de bonne qualité, on commence par y verser du lait que l'on a fait traire devant soi. Au bout de vingt-quatre heures de repos, la couche de crême occupera, par exemple, 12 des divisions supérieures. Les autres jours on étudie le lait que l'on reçoit, et si la couche supérieure occupe à peu près le même nombre de divisions, on pourra être assuré de la bonne qualité du lait. Je veux indiquer encore un moyen pour les personnes qui voudraient opérer avec plus de minutie et de rapidité. On n'a qu'à se procurer un instrument d'un prix minime appelé galactomètre; on plonge dans du lait ayant séjourné quelque temps dans un appartement, et qui se trouve par conséquent à une température d'environ 15°, l'instrument dont je viens de parler, et qui ressemble par sa forme à un pèse-vin. Si le niveau du liquide arrive entre le 0 et le chiffre 1 marqué sur l'appareil, c'est que le lait ne contient pas d'eau ; si l'instrument s'enfonce jusqu'au chiffre 2, le lait contient un quart d'eau, si jusqu'au chiffre 3, une demie d'eau, si jusqu'au chiffre 4, trois quarts d'eau. On comprend qu'avec un pareil instrument il est très facile de se rendre compte tous les jours de la qualité de l'aliment que l'on achète.

Mais il est des procédés au moyen desquels on peut, soit colorer le lait, soit augmenter sa pesanteur ; ce sont ces falsifications que nous allons rapidement passer en revue.

Lorsque le lait a été privé de la crême qu'il contient ou qu'il a été fortement allongé d'eau, il a une teinte bleuâtre à laquelle il faut remédier pour que la fraude ne soit pas reconnue. On le colore alors soit au moyen d'un extrait de chicorée, soit avec du sucre caramelé, soit avec une teinture que l'on fabrique en faisant infuser des fleurs de souci dans de l'alcool. Pour reconnaître facilement cette falsification, on n'a qu'à filtrer le lait. La matière colorante ajoutée après coup reste sur le filtre et le lait passe limpide et bleuâtre au dessous.

Enfin, lorsqu'on a voulu donner une certaine consistance au lait en se servant soit de farine, soit d'amidon, il suffit, pour se convaincre de cette nouvelle manœuvre frauduleuse, de verser dans le liquide que l'on soupçonne, quelques gouttes de teinture d'iode, que tout le monde peut se procurer facilement. Le lait prendra immédiatement une coloration bleue qui ne permettra pas de douter de l'existence des matières étrangères.

Mais comme ceux qui ont intérêt à augmenter frauduleusement la production de leur lait connaissent, aussi bien que nous, la manière d'essayer leurs produits, ils ont eu recours à d'autres substances qui pourraient être plus difficiles à apercevoir. Ils se servent, par exemple, d'un corps farineux, que l'on appelle dextrine, ou d'une eau, dans laquelle ils ont fait bouillir du son. Mais la teinture d'iode va encore nous donner le moyen de reconnaître cette fraude : dans un liquide ainsi travaillé elle prendra une coloration violette caractéristique.

VACCINE.

Voilà donc notre enfant dans les meilleures conditions possibles de soins hygiéniques, de vêtements, d'habitation, de nourriture; mais il est encore une précaution indispensable, que nous devons prendre au point de vue de sa santé future. Il est une maladie, non-seulement grave par elle-même, mais encore terrible dans ses conséquences : c'est la petite vérole. On doit se préoccuper de préserver l'enfant de cette redoutable affection, et pour cela il faut lui faire profiter de la grande et belle découverte de Jenner, qui a trouvé dans un certain bouton maladif de la vache le préservatif, l'antidote de la variole. On ne peut pas parler de Jenner sans rendre un éclatant hommage à celui qui, le premier, a trouvé la vaccine, et préserva ainsi l'humanité de ces grandes et terribles épidémies varioleuses qui étaient, même au commencement de ce siècle, l'effroi des populations.

Je ne saurais trop recommander aux pères de famille de faire vacciner leurs enfants dès les premiers mois de la naissance, ils assumeraient une terrible responsabilité en n'écartant pas de leur famille cette maladie qui, non-seulement est souvent mortelle, mais qui toujours laisse des traces indélébiles. Chaque fois qu'ils regarderaient leurs enfants défigurés par la variole, ils ne pourraient s'empêcher d'éprouver de cuisants remords et de se reprocher à eux-mêmes leur incurie et leur faiblesse.

Je ne dois pas parler ici des qualités d'une bonne vaccine, il faut s'en rapporter aveuglément au choix qu'en fait le médecin attaché à la famille, à qui est confiée la santé des enfants, et qui doit reconnaître par son attention et ses soins la confiance qu'on a placée en lui. Toutefois, je dois ajouter un dernier conseil : il est de bonne règle de procéder tous les dix ans à une nouvelle vaccination. On a remarqué, en effet, que l'influence bienfaisante du vaccin ne se prolongeait pas au-delà de ce laps de temps.

CRÈCHES.

Beaucoup de mères se trouvent, eu égard à leur position précaire, à la nécessité où elles sont de gagner chaque jour de quoi suffire à leur existence en allant travailler hors de chez elles, dans l'impossibilité d'allaiter elles-mêmes leurs enfants, et cependant elles sont jalouses de nourrir leur nouveau-né, elles voudraient qu'après leur devoir d'existence, il leur doive aussi les premiers soins, qu'il reçoive aussi leurs premières caresses. Mais la nécessité est là, il faut gagner sa vie, le prix des journées est indispensable pour les besoins de la famille. Cette position malheureuse a, depuis quelques années, éveillé l'attention. On a fondé des établissements où les enfants sont reçus moyennant une rétribution minime, et où la mère va elle-même les allaiter trois ou quatre fois par jour. Dans des appartements bien aérés, chauffés, se trouvent plusieurs petits berceaux ; à côté est une cour bien exposée au soleil, où l'enfant peut essayer ses premiers pas. Chaque matin la mère porte son nourrisson. Deux ou trois fois par jourelle vient le nourrir, et le soir elle ne ressent plus les fatigues de la journée en venant chercher son enfant, qui lui sourit et qui la reconnaît entre toutes les mères. Des surveillantes dévouées et pleines de sollicitude sont attachées à ces établissements, et les parents peuvent se reposer avec confiance sur les soins intelligents qu'on y prodigue. Les crêches sont, à mon avis, une des plus belles créations philanthropiques de notre siècle ; elles ont été fondées pour la première fois à Paris, en 1844, par M. Marbeau, et depuis elles ont été établies dans toutes les villes importantes des départements. Du reste, pour faire connaître et apprécier de tels établissements, il sufit de lire l'extrait suivant de leurs statuts :

« La Crèche reçoit les enfants au-dessous de deux ans « dont les mères sont pauvres, se conduisent bien, et tra-« vaillent hors de leurs domiciles. La mère apporte son en-« fant emmailloté, vient l'allaiter aux heures de repas et le « reprendre chaque soir. Elle donne pour les berceuses 20 « centimes par jour, et 30 centimes si elle a deux enfants « dans la Crèche. »

Vous voyez, messieurs, de quels soins nous entourons notre enfant en bas âge. C'est avec autant de sollicitude que nous les suivrons dans toutes les périodes de son existence, et les questions deviendront d'autant plus intéressantes qu'elles se rapprocheront de l'âge que nous avons nous-mêmes. Je m'occuperai dans la prochaine leçon des maladies qui peuvent assaillir l'enfant pendant l'allaitement, du sevrage, de la dentition, et j'espère le conduire jusqu'à la fin de cette première période, c'est-à-dire l'âge de sept ans, car alors nous serons récompensés des peines et des soucis qu'il nous coûte à présent en voyant s'épanouir tous les jours sa jeune intelligence.

DEUXIÈME LEÇON

III

Maladies des enfants nouveau-nés. — Manière de les reconnaître. — Dentition. — Sevrage. — Aliments de la seconde enfance. — Hygiène de cet âge.

S'il est une chose très importante à connaître, c'est assurément la manière d'être d'un enfant, afin d'apprécier, presque à la simple vue, s'il est en état de santé ou de maladie. Nous ne nous occupons encore que de ce que j'appelle la première enfance, c'est-à-dire de cette période de l'existence comprise entre la naissance et le sevrage. Il faut, pour reconnaître une maladie, deviner, pour ainsi dire, qu'elle existe, et en apprécier les symptômes au moyen des signes extérieurs que nous fournit l'enfant. La parole ne vient pas encore à notre secours, le geste lui-même ne répond pas très souvent à la douleur qui est ressentie. Je crois que pour faire avec fruit l'étude, même sommaire, des maladies de l'enfance, il faut toujours avoir présentes à la pensée deux questions très importantes que nous allons poser ici :

1° Qu'est-ce qui peut occasionner une maladie ?

2° Par quelle attitude, quel aspect extérieur, quels gestes l'enfant trahit-il la souffrance ?

Nous avons vu de quelles précautions et de quels soins minutieux il faut entourer un enfant pour que les agents qui l'environnent ne lui soient pas préjudiciables. Lorsqu'il vient au monde, ses poumons ne sont pas habitués à la présence de l'air atmosphérique ; on peut donc craindre que, sous cette influence, il puisse se développer une inflammation se traduisant par un fort rhume ou une fluxion de poitrine. Les phénomènes de la digestion doivent aussi fixer notre attention. Sous l'influence d'un lait de mauvaise nature, ou pris en trop grande quantité, il peut survenir des vomissements fréquents, une diarrhée abondante, un léger ballonnement du ventre, enfin, tous les signes de l'inflammation de l'appareil digestif. Il ne faut pas oublier non plus que le système nerveux est très impressionnable dans la première enfance. Aussi, toutes les maladies revêtissent-elles un caractère convulsif, et voit-on les enfants très-souvent atteints de crises nerveuses qui reconnaissent pour cause, soit une affection du tube digestif, soit une inflammation interne quelconque.

DENTITION.

Vers l'âge de six mois, les dents commencent à apparaître. C'est un organe nouveau qui vient se créer, pour ainsi dire, lorsque l'existence générale est déjà développée. C'est ce qui nous indique la grande vitalité, l'exubérance de vie, que l'on trouve dans le premier âge.

Non-seulement les organes primitifs se développent, s'accroissent et se fortifient, mais encore de nouveaux organes apparaissent et complètent ce tout si harmonieux que l'on appelle l'homme. Habituellement, les premières dents qui poussent sont les deux incisives d'en bas, puis les deux incisives de la mâchoire supérieure ; ensuite, ce système de dents se complète en suivant le même ordre que pour les quatre premières. Après un repos, on voit apparaître les canines ou dents pointues, et enfin, après un ou deux mois d'attente, surviennent les premières molaires. Toutes ces dents s'appellent dents de lait, car elles doivent tomber et être remplacées vers l'âge de sept ans. Le travail qui se fait dans la bouche est cause de certaines maladies que nous allons voir se développer chez l'enfant. Tantôt les gencives sont rouges, tendues, enflées, tantôt elles se recouvrent de petites ulcérations, d'aphtes, tantôt l'inflammation de la bouche se propageant, atteint l'arrière-gorge, et est la cause d'angines redoutables, de croups. Enfin, nous pouvons aussi attribuer à la dentition les maladies inflammatoires de la tête.

On comprend sans peine combien, dans le premier âge, il faut surveiller avec grande attention les fonctions de l'enfant, c'est-à-dire sa respiration, sa digestion, et cette fonction nouvelle qui n'appartient qu'à lui, sa dentition. Je vous ai dit aussi qu'il fallait maintenir la température du corps et surveiller les fonctions de la peau. L'absorption est très active chez l'enfant, c'est ce qui explique la facilité avec laquelle il contracte certaines maladies cutanées : la rougeole, la scarlatine. Telles sont les différentes affections qui peuvent venir troubler la santé ou compromettre l'existence du petit être qui nous occupe. Comment pouvons-nous les reconnaître?

MANIÈRE DE RECONNAITRE LES MALADIES DE L'ENFANT.

L'enfant possède un langage particulier, langage que l'on pourrait appeler universel : ce sont les signes. Si nous voulons interpréter cette langue naturelle, il faut que nous étudiions l'aspect de la physionomie, les gestes, le cri, l'attitude de l'enfant ; puis, que nous passions à l'examen des signes qui nous sont fournis par l'état du ventre, de la bouche. Le père de famille doit se faire observateur, et observateur profond, afin de percevoir une altération, même légère, dans la manière d'être normale de son enfant. C'est ainsi qu'il peut soigner dès le début certaines maladies qui deviendraient redoutables, et faire traiter à temps les affections qui marchent le plus ordinairement avec une si terrible rapidité. L'étude de la physionomie donnera des indications précieuses pour un grand nombre de maladies. Nous devons considérer la coloration de la face, l'expression des traits et de la figure, l'aspect des yeux.

Pendant les premiers jours qui suivent la naissance, la peau est habituellement jaunâtre, quelquefois jaune-cuivré. Cette dernière teinte indique immédiatement une maladie que tout le monde connaît : je veux parler de la jaunisse. Mais bientôt la peau devient blanchâtre, légèrement rosée; toutes les fois que cette coloration changera, nous serons en droit de penser à l'existence d'une maladie. Si la figure devient rouge, congestionnée, puis tout à coup redevient pâle, blême, ce sera pour nous un signe précieux, que nous ne devons pas négliger, et qui nous indiquera l'existence d'une affection cérébrale. Si la rougeur de la face est occasionnée par une toux violente et spasmodique, nous devons penser à la coqueluche; si, au contraire, la figure est bleuâtre, si les lèvres noircissent, et si, avec ces symptômes, l'enfant a de la peine à respirer, nous fixerons immédiatement notre pensée sur une affection de la gorge, du larynx, sur le croup, par exemple. Enfin, toutes les fois que la fièvre se déclare, que cette fièvre annonce une maladie de la peau ou toute autre affection aiguë, la figure devient rouge et animée.

Mais en même temps que nous étudions la coloration, nous devons aussi porter notre attention sur l'expression de la figure. L'enfant à l'état de santé présente, dans son sommeil surtout, une figure calme, souriante; ses traits expriment le contentement; mais aussitôt qu'une souffrance quelconque apparaît, les traits se contractent, la physionomie devient souffreteuse et exprime le chagrin. A côté de ce signe général de toute maladie, il en est d'autres particuliers qui nous donnent la presque certitude de l'existence de telle ou telle affection. Ainsi, dans les inflammations de la tête, nous voyons une paupière restée close tandis que l'autre s'entr'ouvre, la bouche est légèrement abaissée d'un côté, des crispations passagères parcourent toute la figure.

Lorsqu'un enfant tousse, qu'il laisse échapper pendant son sommeil un gémissement et que ses narines à chaque inspiration se relèvent avec effort, nous pouvons presque être assurés que notre petit malade est atteint d'une fluxion de poitrine.

Dans les maladies de l'appareil digestif, les traits sont assez souvent promptemeni déformés; dans l'espace de quelques heures la figure s'amaigrit, les yeux s'enfoncent dans l'orbite, puis, lorsqu'une colique saisit l'enfant, les traits se contractent, les sourcils se rapprochent, la bouche s'entr'ouvre pour laisser échapper quelques plaintes. Lorsque les maladies dont je parle en ce moment affectent la forme chronique, la décomposition de la figure se fait plus lentement, la peau se ride et l'enfant présente l'aspect d'un petit vieillard.

Qui ne connaît les indications que l'on peut tirer de l'aspect de la figure chez un enfant atteint de maladie vermineuse? Les yeux paraissent plus foncés, profonds; à côté de chaque narine on remarque une ligne blanchâtre; l'enfant porte souvent sa main à son nez et se le frotte; pendant son sommeil les paupières restent entr'ouvertes.

Je viens de me servir plus haut d'un signe fourni par l'expression des yeux; c'est que là, en effet, nous allons encore rencontrer des indications précieuses pour nos investigations. Dans les affections cérébrales, les deux yeux ne regardent pas le même objet, l'enfant louche. Lorsque les yeux pleurent, sont rouges, ne peuvent pas supporter la lumière, tout le monde reconnaît le début d'une rougeole ou d'une scarlatine.

De même que nous avons étudié l'expression de la physionomie, nous devons aussi porter notre attention sur l'attitude du corps. Instinctivement l'enfant cherche à amoindrir ses souffrances par la position qu'il se donne. Les mains placées dans la bouche nous trahissent les souffrances de la dentition ; la tête fortement rejetée en arrière facilite la respiration dans l'angine ; les cuisses fléchies sur le ventre, sont ainsi placées pour diminuer l'intensité des coliques. Enfin, si le nourrisson, par de brusques mouvements de ses mains projetées en avant, cherche à repousser un ennemi invisible pour nous, nous ne pouvons méconnaître le délire particulier aux affections cérébrales.

Dans ces mêmes affections, il est un symptôme que je ne dois pas oublier de noter ici : c'est le cri. D'instant en instant, l'enfant pousse un cri strident, aigu, auquel il est impossible de se tromper lorsqu'on l'a entendu une fois. Dans le croup, on entend aussi un bruit produit par le passage difficile de l'air à travers les voies aériennes. On l'a justement comparé au cri du coq. Dans les autres maladies, l'enfant crie pour traduire sa souffrance, mais ses plaintes n'offrent rien de particulier.

Je dois maintenant dire un mot de quelques signes que nous pourrons rencontrer en examinant la bouche et le ventre. Même pendant le premier âge, il n'est pas rare de rencontrer dans la bouche des petits boutons blancs qui se groupent, s'étendent, s'accroissent de proche en proche, et envahissent quelquefois tous les organes de la digestion. On a fait de cela une maladie particulière que l'on appelle le muguet ou mal blanc. Mais, le plus ordinairement, le muguet n'est que le signe d'une maladie soit de l'estomac, soit de l'intestin.

Lorsque l'enfant commence la dentition, la bouche est chaude, les gencives plus épaisses ; l'une est habituellement pleine d'un liquide filant, de salive, qui s'échappe au dehors, les autres durcissent dans les points où les dents doivent apparaître.

Il ne faut jamais négliger de porter son attention sur le ventre. Suivant son volume, sa tension et la dureté de ses parois, nous reconnaissons une maladie des intestins. De plus, il est une affection assez commune dans l'enfance, et qui a pour caractère distinctif la présence de petites glandes que l'on sent parfaitement au toucher à travers les parois abdominales : je veux parler du carreau. Puisque nous faisons en ce moment l'inspection du ventre, n'omettons pas le soin de surveiller les parties inférieures du tronc, c'est-à-dire des fesses et de la partie supérieure des cuisses. Le corps, à cet endroit, est exposé au contact soit des urines, soit des matières résultant de la défécation ; il faut le tenir dans une extrême propreté, éviter qu'il y ait trop de rougeurs, car très souvent un enfant fait entendre des plaintes, montre de la souffrance, et cela ne tient qu'à une cuisson très vive ressentie dans les parties dont je viens de parler. C'est pour éviter cela que j'ai conseillé plus haut l'emploi de la poudre de lycopode.

Je me suis étendu longuement sur tous les signes des maladies qui peuvent assaillir la première enfance, et je crois que ce point de notre étude est assez important pour que je fixe là-dessus votre attention. Il n'est pas nécessaire pour vous, Messieurs, de pouvoir classer une maladie et lui donner un nom ; mais il est important que vous puissiez reconnaître la souffrance de votre enfant, et qu'il vous soit possible, en attendant les secours médicaux, de lui donner les premiers soins rationnels qui sont à la portée de tout le monde. Pour condenser ma pensée, je dirai que l'enfant est un livre ouvert dans lequel le père et la mère doivent toujours lire. Lorsque le nourrisson pourra parler, certes, le rôle des parents deviendra plus facile ; mais, à présent, c'est son geste qui parle pour lui ; c'est sa figure qui exprime ses sensations, ses besoins.

MALADIES	PHYSIONOMIE	YEUX	BOUCHE	ATTITUDE	CRI	VENTRE
Affection cérébrale.	Tantôt rouge, tantôt pâle et blême. Pas de symétrie dans les traits.	Louches.	Sèche. Un côté plus bas que l'autre.	Projection des mains en avant (délire).)	Strident, aigu, répété par intervalles.	....
Angine. Croup.	Violacée.	Eteints.	Lèvres noirâtres.	Tète renversée en arrière.	Cri du coq.	Fortement aplati dans chaque inspiration.
Fluxion de poitrine.	Narines se dilatant avec effort. Rougeur des joues surtout du côté malade.	Habituellement fermés, fatigués.	....	Exprime la lassitude.	Gémissements à chaque expiration.	Suit avec effort tous les mouvements respiratoires.
Affections de l'estomac, de l'intestin. Coliques.	Amaigrissement de la figure. Nez tiré. Figure contractée dans chaque crise. A l'état chronique aspect d'une figure de vieillard.	Caves, enfoncés.	Petit bouton blanc. Muguet.	Cuisses fléchies sur le ventre.	....	Ballonné. Dur.
Vers intestinaux.	Ligne blanchâtre de chaque côté du nez.	Plus foncés. Regard profond. Paupières entr'ouvertes pendant le sommeil.	....	....	....	....
Jaunisse.	Jaune cuivré.	Jaunâtres.	....	....	....	....
Maladies de la peau. Rougeole. Scarlatine.	Rouge, vultueuse.	Pleurent continuellement, craignent la lumière.	(..............	....	....	....

Par l'inspection du tableau ci-dessus, il est facile de se rendre compte, soit des maladies les plus fréquentes du premier âge, soit des moyens par lesquels elles nous sont révélées. Il est d'autres symptômes que je passe sous silence, car ils n'échapperont pas à l'examen minutienx du médecin. C'est surtout pour les parents, pour les familles que je parle, et je crois leur avoir donné des signes assez certains pour qu'il leur soit permis de juger eux-mêmes si leur nourrisson est malade ou s'il est en état de santé.

Nous avons donc mené à bien les premiers mois de l'existence de notre enfant, et je n'avance rien qui ne soit connu de tout le monde en disant que c'est l'époque la plus difficile à traverser, celle où les soins doivent être les plus minutieux. (D'après les statistiques, sur 1,000 enfants de naissance, 180 meurent dans l'année.)

Lorsque les dents ont poussé, elles nous donnent une indication qu'il faut maintenant remplir. Ces organes qui se sont développés peu à peu, servent, comme on le sait, à la mastication des aliments; il faut donc que nous remplacions le lait de la mère ou de la nourrice par des substances que l'enfant s'habituera peu à peu à rechercher et à prendre lui-même; il faut, en un mot, sevrer notre pupille.

SEVRAGE.

L'époque que l'on doit choisir pour le sevrage varie selon la force et la santé de l'enfant, le nombre de dents qu'il possède, la saison dans laquelle on se trouve. Si des maladies sont venues assaillir le nourrisson, il faut évidemment lui continuer plus longtemps les soins de celle qui l'élève et à qui il doit ce lait bienfaisant qui permet à son corps de s'accroître, à ses organes de se développer. Mais si aucune maladie n'est venue entraver le développement normal, je ne crois pas qu'il soit nécessaire, comme certains auteurs le désirent, d'attendre que l'enfant ait vingt dents pour le sevrer. Il faut évidemment tenir compte de la saison dans laquelle on se trouve, car les grands froids comme les grandes chaleurs prédisposent aux mauvaises digestions, aux coliques. Pendant l'hiver et l'été, on doit s'abstenir de donner à l'enfant une nourriture à laquelle son estomac n'est pas encore habitué, et qui, pendant les premiers jours, n'est pas très bien digérée. Du reste, le sevrage ne doit pas se faire brusquement et du jour au lendemain ; mais dès le huitième ou dixième mois, par exemple, il faut commencer à donner du lait additionné de fécule, et même quelques bouillons gras et d'abord légers, puis de plus en plus substantiels. Par cette pratique, on arrive à habituer peu à peu l'estomac à digérer les aliments qui ne sont plus le lait de la nourrice, et on apprend à l'enfant à supporter et même à désirer une nourriture différente de celle qu'on lui a donnée pendant les premiers mois de sa vie. Peu à peu, on augmente la quantité des aliments que je viens d'indiquer; pendant la nuit, par exemple, on calme la faim de l'enfant en lui faisant passer, au moyen d'une cuillère, du lait féculant sucré ou de légers bouillons; puis, du quatorzième au seizième mois, on lui refuse complètement le sein, et, toutes les fois qu'il le désire, on lui donne la nourriture dont je viens de parler. Il est évident qu'on ne doit pas faire usage, dans les premiers mois qui suivent le sevrage, d'aliments solides qu'il faudrait moudre ou triturer avec les dents; ceux que je conseille sont : du lait, des potages avec des bouillons de mouton, une petite quantité de pain de froment, des légumes frais, quelques fruits bien mûrs, et enfin, comme boisson, de l'eau vineuse très faible.

Il est indispensable, dans les premiers temps surtout, de fixer l'heure des repas et de limiter la nourriture; il faut attendre que par ses cris, ses gestes et déjà quelques paroles, l'enfant fasse comprendre qu'il a faim; car cette sensation ne se fait sentir chez lui que lorsque les aliments qu'il a pris quelques heures auparavant sont parfaitement digérés.

Si, pour cette seconde partie de l'enfance, on veut encore suivre les règles données par l'hygiène, on n'a qu'à se rapporter à ce que j'ai déjà dit à ce sujet. Cependant, je ne crois pas inutile de répéter qu'il faut beaucoup d'air, et d'air pur aux enfants. D'après les recherches qui ont été faites, il est maintenant prouvé qu'une maladie, terrible dans ses conséquences, la scrofule, reconnaît pour principale cause l'appauvrissement de l'air que respirent les enfants. Il est nécessaire que l'appartement dans lequel ils habitent soit aéré, et si quelques personnes demeurent dans la même chambre, il faut se rappeler que, d'après les calculs faits à ce sujet, on doit compter quatorze mètres cubes d'air par individu. Il est à désirer que la chambre possède une cheminée, afin que l'air soit sans cesse renouvelé; mais cependant il est bon que l'atmosphère soit maintenue à une température modérément froide ; car je crois que, sauf les moments où l'enfant se livre au sommeil, il n'est pas mal de l'habituer à un air un peu vif qui, en fortifiant ses membres, est pour lui uue cause préservatrice des maladies auxquelles il est si souvent sujet. A l'âge dont je m'occupe aujourd'hui, il faut encore continuer l'usage des bains; peu à peu , on en abaissera la température, et progressivement l'enfant s'habituera très bien à prendre tous les matins un bain froid. Cette pratique a l'avantage de fortifier les tissus, d'empêcher les rhumes et les bronchites, et de stimuler légèrement la peau.

Mais là ne doivent pas se borner nos soins. Depuis quelque temps déjà l'enfant essaie ses forces; il veut imiter les personnes qui l'environnent; il appuie ses pieds sur le sol, et c'est en tremblant que nous suivons ses premiers pas. Il nous faut favoriser de toute manière cette nouvelle fonction qui se développe en lui ; aidons-le au moyen d'un mouchoir placé à la ceinture, laissons-le s'appuyer sur les meubles pour qu'il s'habitue à se tenir debout, protégeons-le contre les chutes par une sollicitude de tous les instants. Afin d'éviter les coups que l'enfant peut se donner a la tête, on a l'habitude de se servir d'un petit appareil protecteur qui est le bourrelet. Cet appareil a été condamné par plusieurs médecins, qui prétendent, avec juste raison, que la tête de l'enfant doit être libre et que, lorsque les cheveux sont en assez grande quantité, on doit laisser à cette couverture naturelle le soin de protéger du froid. Cependant je pense qu'on peut concilier les deux exigences en se servant de légers bourrelets en cuir qui permettent à l'air de se jouer facilement autour de la tête et qui protègent et encouragent l'enfant dont une chute douloureuse retient toujours les pas. Je ne saurais trop recommander ici de ne pas sacrifier à une coquetterie déplacée en voulant torturer trop tôt les cheveux d'un enfant. Un médecin aliéniste a constaté que beaucoup d'affections cérébrales proviennent de la funeste habitude que l'on a de trop serrer la chevelure. Que les mères aient toujours ce fait présent à l'esprit, et qu'elles se souviennent que la plus belle parure d'un enfant, c'est la santé.

La croissance se fait tous les jours, la dentition s'achève, la marche s'effectue ; nous devons donc augmenter la nourriture, donner des aliments un peu plus solides, faire sucer, par exemple, de la viande grillée, quelques morceaux de jeune poulet et de petits poissons. Progressivement aussi, il faut augmenter la nourriture de quelques herbages et de légumes frais. Les vêtements doivent en même temps être en rapport avec la fonction que nous voyons se développer chez l'enfant, c'est-à-dire la marche. Nous le couvrirons de petits vêtements chauds, amples et courts, nous l'étendrons sur un tapis afin que par ses propres mouvements il fasse un exercice favorable; puis, lorsqu'il aura grandi, que ses pas se seront assurés, nous aiderons à son développement par une gymnastique appropriée à son âge, et que, du reste, l'enfant demande, car le repos est pour lui une chose inconnue : il lui faut de l'action pour s'accroître, pour habituer et développer ses organes.

Nous n'avons assisté jusqu'à présent qu'au développement des fonctions physiques, mais il est d'autres fonctions qui méritent un sérieux examen. Vers le huitième ou dixième mois, l'enfant a essayé de transformer ses cris en paroles articulées. Lorsqu'il désire quelque chose, il le fait comprendre, il le montre, il l'appelle; son intelligence s'est développée et de même qu'il faut surveiller avec grande attention les exercices corporels, il faut aussi suivre attentivement les progrès de sa pensée. Il se sert bientôt des mots usuels qui traduisent une impression, qui expriment une volonté. C'est à ce moment qu'il faut commencer à façonner son intelligence, car alors, comme on l'a dit avec juste raison, l'enfant est, au point de vue intellectuel, une cire molle que l'on pétrit et façonne à volonté. On ne doit pas se montrer sévère envers ces petits êtres qui deviendraient bientôt craintifs et sans initiative; il faut que les parents soient justes et fermes dans leurs décisions, et qu'ils se gardent surtout de vouloir faire de leurs enfants de petits prodiges. L'intelligence se développe dans ce cas aux dépens de la vie matérielle, et il est rare que les enfants dont l'esprit a été trop tôt surmené soient des hommes de grande valeur et de bonne santé.

Il est des moments où l'intelligence demande elle-même un repos qui lui est dû et que sous aucun prétexte on ne doit troubler : je veux parler du sommeil. Il est assez difficile de préciser pendant combien de temps un enfant doit dormir ; dans les premiers jours de son existence, sa vie n'est qu'un long sommeil interrompu seulement par le besoin de manger. Peu à peu, les veilles augmentent, et l'enfant, après son sevrage, s'habitue assez facilement à faire un long sommeil de toute la nuit et à prendre l'après-midi quelques instants de repos.

Lorsque je parlerai du second âge, je m'occuperai de l'éducation et de l'instruction qu'on doit donner aux enfants ; je me borne, pour le moment, à ces quelques considérations pratiques que je terminerai par un dernier conseil. Depuis la naissance jusqu'à la fin de l'enfance, les parents ne doivent jamais perdre de vue leur enfant, et ne le confier qu'à des personnes sûres, incapables de mauvais exemples et de mauvais conseils.

Je ne me suis occupé jusqu'à présent que de l'enfant en général, mais il est une question très importante que je ne dois pas passer sous silence.

CONSTITUTIONS ET TEMPÉRAMENTS.

Pour appliquer avec fruit les règles de l'hygiène, il faut connaître la constitution et le tempérament. On appelle constitution la manière d'être inhérente à chaque personne, c'est pour ainsi dire le plus ou moins de santé dont l'homme jouit ; aussi, divise-t-on les constitutions en bonnes et mauvaises, fortes et faibles. Le tempérament est la différence qui existe entre les hommes pendant toute leur vie et qui est due à la prédominance dans la vitalité de certaines parties du corps sur les autres. En effet, on dit qu'un tempérament est sanguin, nerveux, lymphatique, bilieux, suivant que chez tel ou tel individu il y aura prédominance du système sanguin, nerveux, lymphatique ou bilieux. Lorsqu'une personne est légèrement colorée, qu'elle a les cheveux châtains, le cou court, l'embonpoint modéré, on peut avancer que cette personne est sanguine ; à celle-là il faut conseiller des aliments peu excitants et peu nourrissants; il lui faut un exercice fréquent, de l'air et une température plutôt froide que chaude. Le tempérament nerveux se reconnaît, au contraire, à la figure maigre, pâle, expressive, à l'œil vif, à la sensibilité exquise; les règles hygiéniques qu'on doit lui appliquer sont : éviter toute cause qui puisse impressionner le système nerveux, suivre un régime plutôt fortifiant que débilitant, des bains fréquents et un exercice modéré. Les individus dont les cheveux sont blonds, la peau fine et blanche, les chairs molles, les lèvres épaisses, peuvent être classés parmi les lymphatiques ; on doit leur recommander un exercice régulier sans fatigue, une alimentation nourrissante, un air sec, un atmosphère dont la température soit modérée. Enfin, si nous voyons une teinte foncée et un peu jaunâtre de la peau, les cheveux noirs et raides, la physionomie accentuée, les membres fermes sans embonpoint, nous penserons immédiatement au tempérament bilieux et nous conseillerons une sobriété habituelle, beaucoup d'exercice, et pas d'émotions morales trop vives.

Ce que je viens de dire des tempéraments devait nécessairement trouver sa place ici, car nous les observons aussi bien chez l'enfant que chez l'homme fait ; et l'un comme l'autre trouveront leur règle dans les règles hygiéniques que je viens de tracer. Par exemple, si l'enfant que nous étudions est pâle, chétif, la lèvre développée, les cheveux blonds, les yeux bleus, nous augmenterons sa nourriture, nous lui donnerons des viandes rôties, nous le tiendrons à un air pur, vivifiant, car il sera nécessaire d'apporter remède à son tempérament lymphatique.

HÉRÉDITÉ.

Il est une autre observation que nous devons faire pour nous rendre un compte exact du plus ou moins de santé que l'enfant apporte à sa naissance ; je veux parler des maladies héréditaires. Je ne tiendrai compte ici que de l'hérédité en vertu de laquelle certains états de maladie des parents se transmettent aux enfants. On a essayé de préciser d'une manière exacte quelles étaient les affections qui étaient ainsi transmises ; on en compte beaucoup, parmi lesquelles nous devons citer : le rhumatisme, la goutte, le cancer, la phthysie, l'asthme, les hernies, la surdi-mudité, l'épilepsie. Si je fais l'énumération de ces maladies, c'est pour faire comprendre aux parents combien il est important d'avouer tout, absolument tout, au médecin qui doit surveiller la santé de leur famillle, afin que, de bonne heure, il puisse combattre les vices héréditaires et triompher dans le bas âge d'affections qui, invétérées, ne peuvent plus se guérir.

SALLES D'ASILE.

De même que nous avons trouvé pour la première enfance des abris présentant toutes les conditions de salubrité et de bien-être, dans lesquels la mère peut, sans crainte aucune, laisser son nourrisson quelques heures de la journée, de même, dans la seconde enfance nous allons trouver une institution qui, en soulageant les familles, permet aux enfants de recevoir la première instruction, la première éducation. Ils sont reçus dans des salles d'asile depuis l'âge de 2 ans jusqu'à celui de 5 ans ; on les garde toute la journée tantôt en percevant une faible rétribution, tantôt gratuitement. Ils s'y livrent à un léger travail mis à leur portée ou à des jeux variés dans des cours aérées où leurs membres se fortifient par l'exercice. C'est là le complément indispensable des crêches ; l'ouvrier peut, sans crainte et sans soucis, partir pour l'atelier; la mère peut, en toute sûreté, s'occuper du travail de son ménage ; leur petite famille est surveillée, soignée, et élevée comme ils pourraient le faire eux-mêmes.

Dans la prochaine leçon je ferai l'étude complète des aliments, j'étudierai leur qualité, je montrerai les manières les plus usuelles de reconnaître leur falsification. J'ai dû placer ici cette étude si intéressante, car maintenant notre enfant a progressé, il a grandi, et la nourriture de ses parents est devenue la sienne.

167

BIBLIOTHEQUE NATIONALE DE FRANCE
3 7531 01369725 6

www.ingramcontent.com/pod-product-compliance
Ingram Content Group UK Ltd.
Pitfield, Milton Keynes, MK11 3LW, UK
UKHW020216200726
13856UKWH00004B/1428